Tania Felipe Reyes

Elementos de la Enfermería Comunitaria

Tania Felipe Reyes

Elementos de la Enfermería Comunitaria

Calidad en la atención primaria de enfermería

Editorial Académica Española

Imprint
Any brand names and product names mentioned in this book are subject to trademark, brand or patent protection and are trademarks or registered trademarks of their respective holders. The use of brand names, product names, common names, trade names, product descriptions etc. even without a particular marking in this work is in no way to be construed to mean that such names may be regarded as unrestricted in respect of trademark and brand protection legislation and could thus be used by anyone.

Cover image: www.ingimage.com

Publisher:
Editorial Académica Española
is a trademark of
International Book Market Service Ltd., member of OmniScriptum Publishing Group
17 Meldrum Street, Beau Bassin 71504, Mauritius
Printed at: see last page
ISBN: 978-620-3-03492-9

ELEMENTOS DE LA ENFERMERÍA COMUNITARIA

Autor: Tania Felipe Reyes

Licenciada en Enfermería

Especialista de 1er grado en Enfermería Comunitaria

Profesora Asistente de la Facultad de Ciencias Médicas de Sancti Spiritus Cuba.

Colaboradores

Lic. Esp .Msc Maria Elena Pacheco Sosa

Ing. Ms.C Benigno Leyva de la Cruz

Esp. Ania Prieto Reyes

DEDICATORIA

Este libro está dedicado a los profesionales de la enfermería que laboran en la atención primaria de salud, estudiantes de la carrera de Enfermería y docentes.

PREFACIO

La diversidad de temas de la salud comunitaria fue el motivo de elaboración de este texto cuyo propósito es unificar contenidos de importancia para el profesional comunitario como guía de trabajo diario. El libro está destinado a todos los estudiantes de la carrera de enfermería, docentes y profesionales que laboran en la atención primaria de salud. En él se describen de forma dinámica y amena los diferentes algoritmos de trabajo en la labor comunitaria.

Para su confección se han realizado revisiones de bibliográficas nacionales e internacionales extrayéndose los aspectos útiles para el trabajo comunitario. Teniendo en cuenta aspectos metodológicos de los contenidos para la asimilación asequible de estos contenidos.

La utilización de este texto favorece el trabajo organizado del profesional de la enfermería con encargo comunitario y la preparación de un profesional competente para el desempeño de la labor comunitaria.

ÍNDICE

CAPÍTULO 1: SURGIMIENTO DE LA ENFERMERÍA COMUNITARIA

La enfermería Comunitaria nace con la creación del Ministerio de Sanidad y asistencia social y valorando a la familia como una unidad de trabajo, esta situación determinó que se asignara a cada enfermera un número determinado de familias y comunidades a su cargo. La enfermería comunitaria es la parte de la Enfermería que desarrolla y aplica de forma integral, en el marco de la salud pública, los cuidados al individuo la familia y la comunidad en la salud y la enfermedad. La enfermería comunitaria es una síntesis de la práctica de enfermería y la salud publica aplicada a promover y preservar la salud de la población. La naturaleza de esta práctica es general y abarca muchos aspectos. Es continua y contribuye a mejorar la salud de la población en total. Los cuidados de enfermería en la comunidad se remontan al conocimiento de la vida misma y a la noción de supervivencia del ser humano, se centran en las necesidades en materia de salud de la población, a lo largo de la vida del individuo. Enfermería comunitaria es la parte de la enfermería que desarrolla y aplica de forma integral los cuidados a familias y comunidades en el equilibrio inestable salud enfermedad, contribuye de forma específica a que los individuos, familias y comunidades adquieran habilidades, hábitos y conductas que fomenten su autocuidado en el marco de la atención primaria de salud, la cual comprende promoción, protección, recuperación, prevención y rehabilitación de la salud.

Los problemas y necesidades de salud deben abordarse desde la calidad e interdisciplinaridad. La enfermería comunitaria debe ser defensora de los valores que contribuyan a mantener una mayor solidaridad y justicia social, e igualdad de oportunidades. La enfermera comunitaria debe vigilar la salud en la comunidad como un todo y determinar el impacto de sus acciones sobre grupos o conjuntos de grupos servidos en relación con la comunidad total y su nivel de salud. La enfermera con funciones comunitarias reorienta y capacita a personas, familias y comunidades para cuidarse por sí misma y es capaz de transformar la dependencia en autocuidado.

Tiene sus antecedentes en el Movimiento Sanitario ingles del siglo XIX, tras el informe Chadwick (1837)

-William Rathbone y Florence Nightingale.

-En el siglo XX se desarrolló el sistema de visitadoras de salud.

-Se extendió también a otros países de Europa a Estados Unidos dando lugar a la creación de escuelas.

1.1 Misión y visión

La visión de la enfermera comunitaria ante la sociedad se expresa como una prestación integral en todos los procesos asistenciales con la visión del proceso enfermero como herramienta de trabajo y con practica asistencial basada en la evidencia científica.

La misión es ayudar al individuo, familias y comunidades a determinar y conseguir su potencial físico, mental y social y a realizarlo dentro del medio en que viven y trabajan.

1.2 Funciones de la enfermera de la comunidad

El personal que asiste el ámbito comunitario y dotado de todos los principios éticos y morales que la profesión requiere desarrolla habilidades profesionales que le facilitan el mejor desenvolvimiento de la tarea asignada y tienen la responsabilidad de transitar por todas las actividades encomendadas al profesional de la enfermería.

Asistencial: Se refiere al trabajo que realiza en la institución de salud y el que realiza en el ámbito comunitario, persiguiendo el objetivo preventivo, curativo y de rehabilitación de personas, familias y comunidad.

Docente: El profesional de la salud realiza actividades de promoción para la salud utilizando aspectos metodológicos que hacen que se logre la comprensión de los diferentes temas, además de colaborar en la formación de la nueva generación.

Administración: El profesional de enfermería realiza control administrativo de equipos, accesorios medicamentos que estén bajo su custodia para la atención a pacientes, así como coordina actividades propias del equipo de salud.

Investigadora: Para lograr elevar la calidad en la atención a pacientes el profesional de enfermería debe estar actualizado en temas de salud y cuidados por lo que se hace necesario que se encuentre incorporado en la realización de investigaciones científicas, la realización anual del análisis de la situación de salud es una de las principales investigaciones de corte epidemiológico que realiza el personal de atención comunitaria y que constituye una herramienta indisoluble de trabajo comunitario.

1.3 Características de la atención comunitaria

La atención comunitaria para que se logre el propósito u objetivo propuesto debe reunir un número de cualidades que hacen que el trabajo se realice de forma óptima, involucrando a diferentes sectores que desde su radio de acción aportan beneficios para la realización de acciones encaminadas al mismo fin como son:

Integradora

Continua y permanente

Activa

Accesible

Multidisciplinaria

Participativa

Programada

Evaluable

Docente

Investigadora

CAPITULO 2: LA ENFERMERÍA TRANSCULTURAL

La relación de la cultura con enfermería y con la antropología es larga y extensa cada individuo interioriza y aplica los cuidados según su cultura, es decir según sus costumbres, valores, creencias y desde el inicio del mundo estas técnicas propias de alguna manera han servido de supervivencia. Esta situación se confirma con el desarrollo de la enfermería transcultural donde la competencia cultural se considera una condición necesaria para el cuidado de enfermería en todos los pacientes.

Las enfermeras (os) deben ser cuidadosas en discernir con respecto a los valores y creencias culturales personales y separarlas de los valores y creencias propias de los pacientes con los que trata. Para poder llevar a cabo un cuidado culturalmente sensible la enfermera (o) debe recordar que cada individuo es único y que a su vez es el producto de creencias, costumbres y valores transmitidas de una generación a otra. Tomar conciencia y aceptación de las diferencias culturales es un ejercicio que compromete el accionar de la enfermera No debemos caer en conductas paternalistas ni, todo lo contrario, sino atender a la persona de otra cultura como lo haríamos con cualquiera otra persona, respetando diferencias individuales y centrándonos en la calidad del servicio humanizado que estemos prestando. El área de la enfermería transcultural supone huir de los estereotipos y superar los perjuicios a fin de establecer una relación efectiva con el usuario, aceptando las diferencias culturales.

2.1 Concepto de enfermería transcultural

Se basa en una ideología como forma de enfocar el cuidado hacia la consideración cultural en su práctica, como afirmó Lenninger no es más que proporcionar cuidados que sean coherentes con la cultura para dar calidad al mismo y para ello se debe conocer la cultura individual para poder ser aplicada. El personal de enfermería con formación transcultural debe tomar en cuenta creencias culturales, las conductas del cuidado y los valores de los individuos de forma individualizada, así como las familias y los diferentes grupos sociales su cargo para proporcionar cuidados efectivos, satisfactorios y coherentes con el objetivo de desarrollar un cuerpo de conocimientos humanizados y científicos para proveer una práctica de enfermería culturalmente específica y universal.

Enfermería transcultural: Se refiere a las enfermeras que están formadas en enfermería transcultural y que tienen como labor desarrollar el saber y la práctica de la enfermería transcultural.

Enfermería intercultural: Se refiere a las enfermeras que usan conceptos antropológicos médico o aplicados; la mayor parte de ellas no están autorizadas a desarrollar la teoría de la enfermería transcultural ni a llevar a cabo prácticas basadas en la investigación.

2.2 Principios éticos del profesional de la enfermería en la transculturación

El cumplimiento de los principios éticos de enfermería es de vital importancia para lograr los objetivos propuestos por la enfermera comunitaria.

1. Beneficencia: benevolencia o no-maleficencia, principio ético de hacer el bien y evitar el daño o lo malo para el sujeto o para la sociedad. Actuar con benevolencia significa ayudar a los otros a obtener lo que es benéfico para ellos, o que promueva su bienestar, reduciendo los riesgos maléficos, que les puedan causar daños físicos o psicológicos.

2. Autonomía: principio ético que propugna la libertad individual que cada uno tiene para determinar sus propias acciones, de acuerdo con su elección. Respetar a las personas como individuos autónomos significa reconocer sus decisiones, tomadas de acuerdo con sus valores y convicciones personales. Uno de los problemas en la aplicación del principio de autonomía en los cuidados de enfermería, es que el paciente puede presentar diferentes niveles de capacidad de tomar una decisión autónoma, dependiendo de sus limitaciones internas (aptitud mental, nivel de conciencia, edad o condición de salud) o externas (ambiente hospitalario, disponibilidad de recursos existentes, cantidad de información prestada para la toma de una decisión fundamentada, entre otras).

3. Justicia: una vez determinados los modos de practicar la beneficencia, el enfermero necesita preocuparse por la manera de distribuir estos beneficios o recursos entre sus pacientes como la disposición de su tiempo y atención entre los diversos pacientes de acuerdo a las necesidades que se presentan. Justicia es el principio de ser equitativo o justo, o sea, igualdad de trato entre los iguales y trato diferenciado entre los desiguales, de acuerdo con la necesidad individual. Esto significa que las personas que tienen necesidades de salud iguales deben recibir igual cantidad y calidad de servicios y recursos. Y las personas, con necesidades mayores que otras, deben recibir más servicios que otros de acuerdo con la necesidad El principio de justicia está íntimamente relacionado a los principios de fidelidad y veracidad.

4. Fidelidad: principio de crear confianza entre el profesional y el paciente. Se trata, de hecho, de una obligación o compromiso de ser fiel en la relación con el paciente, en que el enfermero debe cumplir promesas y mantener la confiabilidad. La expectativa del paciente es que los profesionales cumplan las palabras dadas. Solamente en circunstancias excepcionales, cuando los beneficios de la ruptura de la promesa son mayores que su manutención, es que se puede quebrarla. La confianza es la base para la confidencia espontánea, y los hechos revelados en confidencia hacen parte del secreto profesional del enfermero.

5. Veracidad: principio ético de decir siempre la verdad, no mentir y ni engañar a los pacientes. En muchas culturas la veracidad ha sido considerada como base para el establecimiento y manutención de la confianza entre los individuos. Un ejemplo de variación cultural sería sobre la cantidad de información a ser prestada en relación al diagnóstico y tratamiento. Así, puede ser difícil elaborar un formulario para obtener el consentimiento del paciente, a quien no se le ha comunicado su diagnóstico. El profesional debe evaluar la importancia que tiene para el participante conocer su diagnóstico con relación al tratamiento o cuidado pretendido.

6. Confidencialidad: principio ético de salvaguardar la información de carácter personal obtenida durante el ejercicio de su función como enfermero y mantener

el carácter de secreto profesional de esta información, no comunicando a nadie las confidencias personales hechas por los pacientes.

La ética y los valores son principios ineludibles que deben caracterizar a los profesionales de la Enfermería, lo cual exige respeto, dignidad a la vida, calidad eficiencia, beneficencia, veracidad, justicia hacia el paciente a quien se le otorga los cuidados.

2.3 Teórica de Enfermería que sustenta la transculturación del personal de enfermería de atención comunitaria

Madeleine Leininger

"Cuidados culturales: teoría de la diversidad y la universalidad"

Leininger, es la fundadora de la enfermería transcultural y líder en la teoría de los cuidados a las personas, fue la primera enfermera profesional con preparación universitaria que obtuvo un premio en antropología cultural y social, nació en Sutton Nebraska y comenzó su carrera como enfermera después de haberse diplomado en la escuela de enfermería de San Anthony Denver.

Fuentes teóricas

Leininger se basó en la disciplina de la antropología y de la enfermería definió la enfermería transcultural como un área principal de la enfermería que se centra en el estudio comparativo y en el análisis de las diferentes culturas y subculturas del mundo con respecto a los valores sobre los cuidados, la expresión y las creencias de la salud y la enfermedad, y el modelo de conducta, cuyo propósito consiste en concebir un saber científico y humanístico para que proporcioné una práctica de cuidados enfermeros específicos para la cultura y una práctica de cuidados enfermeros universales de la cultura.

La enfermería transcultural va más allá de los conocimientos y hace uso del saber de los cuidados enfermeros culturales para practicar cuidados culturalmente congruentes y responsables Leininger declara que con el tiempo habrá un nuevo tipo de práctica enfermera que reflejará los distintos tipos de enfermería, los cuales se definirán y basarán en la cultura y serán específicos para guiar los cuidados enfermeros dirigidos a individuos, familias, grupos e instituciones. Afirma que la cultura y el cuidado son los medios más amplios para conceptualizar y entender a las personas este saber es imprescindible para la formación y la práctica enfermeras

Leininger defiende que, así como la enfermería es significativa para los pacientes y para las enfermeras de todo el mundo el saber de la enfermería transcultural y sus competencias serán imprescindibles para orientar las decisiones y las acciones de las enfermeras y así obtener resultados buenos y eficaces capaz de aplicar conceptos generales principios y prácticas de la enfermería transcultural creados por las enfermeras transculturales especialistas por otro lado Leinninger defiende y promueve una teoría nueva y diferente, y no la teoría tradicional de la enfermería, que normalmente se define como un conjunto de conceptos relacionados entre sí de forma lógica y proposiciones hipotéticas que se pueden probar a fin de explicar o predecir un hecho, fenómeno o situación. En cambio, Leininger defiende la teoría como el descubrimiento sistemático y creativo del conocimiento de un campo de interés o de un fenómeno que parecen relevantes para entender o explicar fenómenos desconocidos.

Leininger, creo la teoría de la diversidad y universalidad de los cuidados culturales enfermeros, que tienen sus cimientos en la creencia de que las personas de diferentes culturas pueden informar y guiar a los profesionales y de este modo, podrán recibir el tipo de atención sanitaria que deseen y necesiten de estos profesionales. Las culturas representan los modelos de su vida sistematizados y los valores de las personas que influyen en sus decisiones y acciones, por tanto, la teoría está enfocada para que las enfermeras descubran y adquieran el conocimiento acerca del mundo del paciente y para que éstas hagan uso de sus puntos de vistas internos, sus conocimientos.

CAPÍTULO 3: LA VISITA DOMICILIARIA

La visita domiciliaria es el conjunto de actividades de carácter social y sanitario que se presta en el domicilio a las personas. Esta atención permite detectar, valorar, apoyar y controlar los problemas de salud del individuo y la familia, potenciando la autonomía y mejorando la calidad de vida de las personas, es considerada la actividad básica de la enfermera en el sentido de resolver los problemas de salud y crisis del individuo , la familia y la comunidad, permitiendo realizar acciones de promoción y prevención de salud para lograr estilos de vidas saludables, permite la sanación, rehabilitación e incorporación a la sociedad. Es la visita domiciliaria una estrategia de entrega de servicios de salud realizada en el domicilio dirigida a familias enmarcada en un aplano de acción definido por el equipo de salud, permite hacer intervenciones de salud en el contexto de vida de las personas.

3.1 Objetivos

1- La visita domiciliaria tiene como objetivo verificar la composición del núcleo familiar, nivel socioeconómico del individuo, distribución de espacios sociales, conducta personal y familiar, salud familiar y aspectos relevantes a evaluar ya que impactan directamente sobre la población a su cargo, contribuir a elevar la calidad de vida a través de acciones integradas y coordinadas de promoción, prevención y rehabilitación de salud.

2- Potenciar las acciones del medio y los vínculos familiares que favorezcan el desarrollo biopsicosocial de la población.

3- Ampliar la cobertura de atención a todos los integrantes del grupo familiar.

4- Mejorar la utilización de los recursos disponibles a través de aplicación de protocolos según grupos etarios, patologías y necesidades.

3.2   Estructura o etapas

Planificación: Esta se realiza por parte del equipo de salud, se coordina fecha, hora y objetivo.

Introducción: Explicar a la familia el objetivo de la visita, siendo importante el rapor que debe ser creado por la enfermera en aras de lograr un clima de confianza y seguridad entre enfermera, familia, paciente.

Desarrollo: Se divide para su mejor desenvolvimiento en 3 etapas. Se trabaja sobre los aspectos que motivaron la visita.

Recorrido por la vivienda: Se identifican factores de riesgo, se realiza la prueba del funcionamiento familiar (test de FF-SIL)

Examen Físico general del individuo.

Observación de los riesgos higiénicos ambientales de la vivienda y la comunidad.

Conclusiones: Es el resumen de los aspectos más importantes elaborándose un plan de acción que debe seguir la familia en ausencia de la enfermera se dejan recomendaciones y se coordina la próxima visita.

El tiempo estimado de la visita domiciliaria será en función de la situación familiar y de los objetivos planteados. Debe tener 20 o 30 minutos aproximadamente de duración

Evaluación de la visita domiciliaria: Se realiza un análisis por los integrantes del equipo de salud para evaluar el cumplimiento de los objetivos propuestos.

Tipos de visita domiciliaria

De primer contacto: se realiza por primera vez en la vivienda, surge de un plan de intervención inicial y se realiza para establecer el primer contacto.

Visita de seguimiento: Son parte de un plan de intervención y evaluación de objetivos trazados.

Visita epidemiológica: Destinada a hacer una investigación epidemiológica de una patología que está bajo vigilancia.

Rescate o citación de pacientes: Se acude a domicilio para citar para algunas tareas específica de salud o para conocer la ausencia a una citación.

Visita frustrada: Cuando sea acude al domicilio y no se logra tener contacto con la familia.

Ventajas de la visita domiciliaria

Permite observar a la familia en su entorno ambiental y social, realizar acciones en conjunto con la familia para ayudar a resolver los problemas de la salud encontrados.

La familia participa activamente

Permite a la enfermera tener conocimiento de las características sociales ambientales de las familias a su cargo

Cualidades del recurso humano

Entrenamiento y capacitación

Experiencia profesional

Capacidad para relacionarse

Proveer la información pertinente en el momento adecuado

Habilidad para el desarrollo de relaciones de confianza con los familiares, interés y compromiso por la tarea

3.3 Requisitos para que la visita sea eficaz

El ámbito familiar requiere de privacidad por parte de sus miembros por lo que el profesional de enfermería tiene la obligatoriedad de establecer pautas de comportamiento, elementos éticos y desarrollo profesional que le permitan realizar eficientemente esta práctica comunitaria.

Necesidad de la familia o individuo: Trabajar con las necesidades sentidas de la población permite al profesional tener accesibilidad a la familia y al logro de los objetivos.

Antecedentes patológicos: El personal de enfermería si realiza la visita por primera vez debe hacer una amplia anamnesis haciendo énfasis en antecedentes patológicos familiares y personales que le permitan trabajar con los factores de riesgos y evitar así que se desencadene la enfermedad.

Condiciones de alojamiento: Las condiciones para la visita eficaz deben ser creadas con anterioridad por ejemplo los animales domésticos deben encontrarse protegidos para evitar lesiones al personal de salud, las habitaciones iluminadas y ventiladas, así como una habitación que permita la realización del exàmen físico y la realización de las conclusiones de la visita.

Facilidades sanitarias y ambiente cultural. El personal de salud crearà un ambiente favorable de rapor para facilitar el intercambio familiar y que se realice de forma fructífera la entrevista y demás procedimientos comunitarios.

3.4 Técnica del maletín

A través del uso del maletín la enfermera proporciona enseñanza en forma indirecta, la familia observa con atención la información que se le proporciona, se utilizan equipos y materiales específicos, sirviendo a la ves de motivación.

Técnica del maletín

Objetivos: Llevar el equipo básico para dar atención de enfermería en el hogar u otro lugar, de acuerdo a las necesidades.

Proporcionar atención de enfermería, incluyendo técnicas y demostraciones.

Procedimiento:

Antes de salir a terreno, prepare el maletín de acuerdo a la planificación de su visita domiciliaria y probables situaciones que se pudieran presentar, según la familia, escuela, jardín infantil, empresa, etc. a visitar. Para llevar a cabo una visita domiciliaria eficaz debes tener en cuenta de llevar un maletín adecuado y con lo necesario para ésta.

A través del uso del maletín la enfermera proporciona enseñanza en forma indirecta; la familia observa con atención la información que se le proporciona, se utiliza equipo y materiales específicos.

Contenido del maletín:

Su contenido es variable, según el tipo de intervenciones a realizar excepto el traslado de productos biológicos los cuales deben colocarse en termos recomendados en el programa de vacunación universal.

Instrumental

• Pinza fuerte (Rochester)

Equipo

• Tubo de ensayo estéril y no estéril en cantidad suficiente

• Termómetro clínico rectal o axilar

• Baumanómetro

• Estetoscopio de Pinard

• Cartera con formas de solicitud de visita domiciliaria y material educativo.

Material de consumo

Equipo Básico:1 maletín

1 frasco con alcohol (60 a 100cc)

1 frasco con alcohol gel de lavado de manos en seco si es necesario

3 ampollas de suero fisiológico de 20cc

1 frasco con jabón líquido

1 tijera

3 baja lenguas o depresores desechables

1 frasco con torundas secas de algodón (grandes y chicas) Toalla nova 1 pechera plástica 1 nylon de 0,50 cm x 0,50 cm

1 papel de 0,50 cm x 0,50 cm (tipo papel kraft o blanco, no impreso) Bolsas de papel o de plástico para desechos.

1 huincha de medir

Guantes desechables no estériles

1 esfigmomanómetro con estetoscopio

1 linterna

1 termómetro

1 riñón limpio pequeño (para colocar el termómetro)

1 monofilamento (trozo de hilo de pescar)

1 archivador chico con set de material educativo

Según necesidad al equipo básico se le agregará material para realizar técnicas específicas, como curaciones, toma de exámenes de orina y sangre en domicilio, material para estimulación del desarrollo psicomotor y para realizar las mensuraciones, etc.

Técnica básica para el uso del maletín

Pasos:

1. Elige un lugar plano, resistente, seguro y cómodo, sostener la cartera y el maletín con una mano, sacar de entre   las aletas y la tapa   el cuadro de plástico y extenderlo sobre el lugar elegido.

2. Coloca el maletín sobre un campo de papel en el lado izquierdo.

3. Lávate las manos a chorro de agua o solicita a la familia un recipiente de agua limpia.

4. Sécate las manos con la toalla de papel   y deséchala en la bolsa de desperdicios.

5. Abra el maletín.

6. Saca del maletín   el material y equipo   que se necesite y colócalo en un campo limpio.

7. Realiza las actividades y procedimientos necesarios, llevándolos a cabo en forma ordenada.

8. Realiza las anotaciones necesarias.

9. Guarda el material y equipo en el maletín en forma ordenada.

10. Desecha en la bolsa de desechos el material utilizado   durante los procedimientos al igual que el campo de papel.

11. Cierra perfectamente el maletín.

Maletín para visita domiciliaria de enfermería, especialmente destinada para transportar material médico, siendo del tipo constituido por un cuerpo prismático (2), dotado de tacos de soporte (3) en su base inferior (4), así como de un asa (5), caracterizado por el hecho que el mencionado.

CAPÍTULO 4: LA ATENCIÓN PALIATIVA A PACIENTES EN LA COMUNIDAD

La atención paliativa en el hogar permite a las personas permanecer en sus propios hogares para recibir atención al final de su vida. en estos momentos, las familias requieren de ayuda externa. De ahí que muchas de ellas optan por cuidadores con experiencia en enfermería paliativa y cuidados. El personal de enfermería desde los cuidados paliativos terminales, asume funciones que van desde el tratamiento del dolor y el control de síntomas a valorar mecanismos de afrontamiento tanto para el paciente como para la familia y prestarles los recursos disponibles para su asistencia.

Según la OMS los cuidados paliativos son apropiados para el paciente con enfermedad avanzada y progresiva donde el control del dolor y otros síntomas, así como los aspectos psicosociales y espirituales cobran mayor importancia.

En la atención integral al paciente en fase avanzada de la enfermedad en su residencia. Tiene grandes ventajas y algunos inconvenientes para el enfermo y para la familia. Es la esencia del cuidado paliativo y con equipos bien conformados es posible dar buena calidad de vida y muerte digna a los pacientes con enfermedad terminal avanzada.

Ventajas para el paciente

Mantiene su rol social y familiar, dispone de su tiempo y lo distribuye, mantiene su intimidad y sus actividades ocupacionales para el enfermo y la familia, está en un ambiente conocido, tiene el cariño de su familia y está comprobado que hay aumento de la calidad de vida con respecto a los pacientes hospitalizados.

Ventajas para la familia

Ambiente conocido, facilidad de movimientos, tiempo, satisfacción por la participación activa en los cuidados, facilitación del proceso de duelo, respeto a la voluntad del paciente.

4.1 Teórica de enfermería que sustenta el trabajo paliativo del profesional de la enfermería en la comunidad

La teoría general de Dorothea Orem está compuesta por 3 teorías relacionadas entre sí:

Teoría del autocuidado

Teoría del déficit del autocuidado

Teoría de los sistemas de enfermería

Otras teóricas como:

 Teoría de Jean Watson

Teoría de Florence Nightingale

Teoría de Calista Roy.

4.2 Objetivos de los cuidados paliativos

El objetivo de los cuidados paliativos es conseguir la mejor calidad de vida del paciente y su familia, obtener una muerte digna. Los tratamientos curativos paliativos no son mutuamente excluyentes, sino que es una cuestión de énfasis.

4.3 Necesidades de un paciente tributario de cuidados paliativos

Teniendo en cuenta las necesidades básicas para la conservación de la vida y los elementos jerárquicos de la pirámide de Kalish, el enfermero comunitario identificarà en cada paciente cuales son las necesidades que van apareciendo en cada etapa de los cuidados paliativos, así como los elementos técnicos que debe cumplir cada necesidad para el logro de las metas trazadas, nos referimos a las siguientes necesidades:

Necesidades de higiene, reposo y sueño

Necesidades nutricionales

 Necesidades de eliminación urinaria

Necesidades de eliminación intestinal.

 Necesidades de oxígeno

Necesidad de seguridad y auto estimación.

4.4 Procedimiento del baño en cama

Baño en ducha). Es el baño que se hace bajo agua corriente, con la ayuda del personal de enfermería, a menos que sea contra indicado por el médico.

Objectivos:

- Mantener la higiene personal.

- Facilitar la transferencia.

- Activar la circulación periférica y ejercitar los músculos y miembros el paciente.

- Establecer una buena relación con el paciente.

- Observar el estado general del paciente o señales patológicas de piel.

- Proporcionar bienestar y confort.

Precauciones:

- Medir señales vitales antes del baño.

- Proteger el paciente de accidente y resfriado.

- Cerciórese que la temperatura del agua es adecuada.

- Evite el baño prolongado.

- Suministrar todo el material necesario.

- Ayuda el paciente a regresar a su unidad.

Material

- Banco o silla.

- Vestuario del paciente.

- Toalla grande y pequeña.

- Artículos de higiene personal, loción, desodorante, shampoo.

Procedimiento:

- Evaluar señales vitales.

- Disponer las condiciones para realizar el baño.

- Orientar el paciente que debe orinar.

- Llevar el paciente para el cuarto de baño y ajustar la ventilación.

- Ayudar el paciente a desnudarse y mantener su privacidad.

- Facilite todo para que el paciente se bañe por sí mismo, se está en condiciones de hacerlo, en caso contrario, debe ser hecho por el enfermero de forma rápida para evitar el enfriamiento corporal.

- Comience el baño por el rostro a continuación la cabeza, tórax, extremidades superiores, espalda, abdomen, extremidades inferiores, genitales.

- Facilite la toalla para secarse o lo ayude, si necesario.

- Ayuda el paciente a si vestir e ir de nuevo para la unidad.

Baño en el cauce. Consiste en limpiar la piel con jabón y agua, en la paciente que está parcial o totalmente dependiente.

Procedimiento.

`-Coloque el paraban.

-Ofrezca cuña u orinal, si el paciente lo anhela.

- Lave las manos y bajar el Fowler (si no es contraindicada).

- Retire la ropa del paciente manteniendo su privacidad.

- Mantenga el paciente cubierto con la sábana hasta a los hombros.

- Coloque la ropa en el local en el carrito de la ropa desechada que debe estar a los pies de la cama.

- Disponga y verifique la temperatura del agua.

-Coloque un paño en el recipiente a ser usado para lavar el paciente y otro paño en el recipiente a ser usado para enjuagar.

- Coloque el paño de enjuagar en forma de guante de modo que las extremidades de los dedos son protegidos, a fin de evitar herir a la piel con las uñas.

- Enjabone el rostro, orejas y cuello, evite el jabón penetrar en el ojo se existe afección del ojo, debe hacerse antes el lavado ocular.

- Enjuague y seque de la misma forma que enjabonó.

- Baje la sábana hasta a la región púbica.

- Enjuague el tórax insistiendo dobleces infra mamarias, el abdomen y ambos los miembros superiores (enfatizar en las axilas, dobleces del codo y espacios interdigitales), enjuagar y secar en la misma orden.

- Cubra el pecho del paciente.

- Coloque el paciente en decúbito lateral para enjabonar, enjuagar y secar la región cervical hasta los glùteos.

- Vire el paciente (decúbito dorsal) y mantenga el pecho cubierto.

- Descubra los miembros inferiores y enjuague ambas los muslos y piernas hasta a los tobillos. Lavar y secar.

- Enjabone los dos pies, insistir en los espacios interdigitales, enjuagar y secar.

Técnica para vestir y desvestir al enfermo

Vestir – Cubrir el cuerpo con la ropa.

Vestuario. Definir los entremeses que sirven para cubrir el cuerpo del punto de vista higiénico.

El vestuario debe ser malo conductor del calor de modo que los cambios térmicos con el ambiente exterior sean graduales para conservar y mantener el calor del cuerpo en invierno y la estación más caliente evitar la temperatura exterior.

Objetivo:

- Mantener la higiene personal, cubrir el cuerpo y promover el confort del paciente.

Precauciones:

-Evite corrientes de aire.

-Tener listo todo el material necesario.

-Tener presente el estado de conciencia del paciente.

 -Use el tamaño de la ropa que mejor combina con la constitución física del paciente.

- Cuando se trata de vestir el paciente, hacerlo en primer lugar por la herida o área limitada.

-Las ropas deben estar sin arrugas.

-Aplicar la mecánica del corporal.

Material

-Pijama o camisa de la noche.

-Cesto de la ropa desechada o carrito.

-Parabàn (si necesario).

Procedimiento:

- Coloque el parabàn (si es necesario).

- Colocar el paciente sentado o en semi-sentado, si su estado lo permite.

- Descubra la manga del pijama o camisa, primero remover un brazo de cada vez.

-Vestir el mismo brazo con pijama o camisa.

- Proceder de la misma manera para el otro miembro superior.

-Abotone la camisa.

-Aleje la sábana de encima y abrir el pantalòn del pijama.

-Orientar el paciente a doblar las piernas y elevar los glùteos, si su situación lo permite.

4.5 Procedimiento de los cuidados matutinos y vespertinos

Cuidados de la mañana: son los cuidados que se hacen a los pacientes incapacitados, parcial o totalmente a las primeras horas de la mañana.

Objectivos:

-Limpiar, refrescar y relajar el paciente.

-Disponer el paciente para el pequeño-almuerzo.

-Proporcionar estética.

-Educar el paciente sobra aspectos higiénicos.

-Eliminar la acumulación de grasa en la piel del rostro, las secreciones oculares y nasales.

Precauciones:

-Mantener la privacidad del paciente.

-Utilizar a agua a una temperatura adecuada, de acuerdo con los hábitos del paciente.

Cuidados de la tarde: Son los cuidados que se hacen al paciente incapacitado parcial o totalmente al final de la tarde.

Objetivo:

-Satisfacer las necesidades físicas y psíquicas del paciente para fomentar un sueño reparador.

Precauciones:

-Mantener la privacidad del paciente.

-No aplicar masaje en las piernas para evitar embolias.

-Observar el estado de la piel y la región sacra, antes de dar el masaje (fortalecimiento, grietas, otras señales o daños).

-Verifique apósitos, ligaduras y medias anti embolia, alterar o ajustar.

4.6 Procedimiento de la alimentación de un paciente con cuidados paliativos

Entubación Nasogástrica: es la introducción de una sonda a través de las fosas nasales o de la boca hasta al estómago.

Objectivos:

1. Estabelecer el diagnóstico médico.

2. Aplicar medidas terapéuticas.

3. Alimentar el paciente que no lo puede hacer espontáneamente.

4. Establecer un medio para drenar el contenido gástrico y extraer gases.

5. Prevenir vómitos y distensión abdominal

Precauciones:

1) Tener listo todo el material necesario.

2) Tener presente el estado de conciencia del paciente.

3) Use el tamaño que mejor combina con la constitución física del paciente.

Colocar el paciente si posible en posición sentada ol semi sentado; si está inconsciente, en posición de Trendelenburg, apoyado sobre el lado izquierdo en decúbito ventral. Esta posición previene la broncoaspiración.

4) Humedecer la sonda con agua destilada o suero fisiológico, evitando que gotee, nunca con substancias grasas, para evitar la irritación de las mucosas y la broncoaspiración.

5) Preguntar al paciente por la fosa nasal que respira mejor, y pasar la sonda por la que mayor dificultad tiene.

6) Si el individuo presenta alguna alteración nasal, como desviación del tabique nasal, que impida de pasar la sonda por ésa vìa, introducirla por la boca después de haber retirado la prótesis dental.

7) Si la persona está inconsciente, incline la barbilla para el pecho para cerrar a tráquea y empuje la sonda entre las respiraciones para asegurarse de que no fue a parar a la tráquea

8)Estar atento, a lo aparecimiento de indicios de entrada en la tráquea, ahogamiento o respiración difícil en una persona consciente y cianosis en una inconsciente o sin reflejo de la tos. Si estas señales están presentes, retirar inmediatamente la sonda, permitir que paciente descanse e intente de nuevo.

9) Para comprobar la colocación correcta de la sonda, Nunca se debe introducir el extremo de la sonda en el agua. Si la sonda está en la tráquea, el paciente puede inhalar agua; y en todo el caso, la ausencia de borbollones no confirma la colocación correcta, pues la sonda puede estar hinchada en la tráquea o en el esófago.

10) Comprobar que la sonda esté en el estómago.

11) Medir el contenido gástrico

Material:

1) Bandeja o mesa auxiliar.

2) Sonda gástrica (Látex, silicona, con balón

3) Toalla, paño o resguardo.

Sonda de alimentación

Sonda de alimentación: Es la introducción de alimentos líquidos o derretidos por medio de un tubo que pasa a través de las nariz o boca para el estómago.

Objetivo:

Mantener el estado nutricional del paciente adecuado

Precauciones:

Asegurar la condición de higiene de las cavidades oral y nasal.

Aspirar antes de la administración de alimentos y observar las características de las substancias extraídas.

Si el contenido aspirado es mayor de lo que 100 ml, no alimentar el paciente e informar el médico.

Medir la cantidad de alimentos y agua administrados, suministrándolos a una temperatura adecuada.

Gestión de alimentos por gravedad.

Alterar la sonda con las normas actuales de higiene y epidemiología, para evitar daños al ácido clorhídrico del estómago y causar una respuesta innecesaria.

Evite movimientos bruscos que pueden causar vómito al paciente, una vez que dado el alimento.

Material

Sonda gástrica (Levine, entre otras).

Toalla, paño o resguardo.

Recipientes para basura.

Vaso con agua.

Adhesivo, filo para fijar la sonda.

Tijeras.

Espátulas.

Compresas.

Toallas de papel o servilleta.

Estetoscopio.

Jeringuilla de 20 ml, jeringuilla de alimentación, embudo o saco de alimentación desechable.

Pinza montada.

Recipiente con alimento.

Recipiente con agua.

Procedimiento de cateterismo vesical para pacientes con dificultad en la eliminación urinaría, tributaría de atenciones paliativos.

El cateterismo vesical es la introducción de una sonda o catéter a través del meato y canal uretral para el interior de la vejiga.

Objectivos:

Vaciamiento de la vejiga.

Determinar si el déficit de la orina es causada por obstrucción urinaria de retención, o anuria.

Lograr muestras de orina para el estudio.

Vaciar la vejiga antes de una grande cirugía para evitar el trauma quirúrgico al nivel del órgano y del paciente orinar en la sala de operaciones para causar relajamiento del esfínter.

Precauciones:

Haga la limpieza de los órganos genitales para reducir las bacterias a ese nivel y evitar ser arrastrado para adentro de la vejiga.

No fuerce la sonda a pasar, para evitar el trauma de la uretra, tenga en mente el calibre de las sondas para el tipo de uretra;

Pida al paciente para toser durante la inserción, pues eso irá a facilitar la introducción de la sonda.

Después de terminar el procedimiento, en el hombre no circunciso debe tener el cuidado de pujar el prepucio sobre la glande.

En el caso de la sonda Foley, fijarla con solución salina (sin aire, sin soluciones de glucosa).

Si la sonda permanece fija, pinzarla periódicamente para recobrar el tono de la vejiga.

Si la orina está retenida, permitir la salida hasta 400 ml a cada 30 minutos, permitir la salida de 200 ml para evitar un estancamiento de la orina rápido-.

Cambio de sondas según las normas del servicio.

Equipo

Compresas.

Recipiente para desechos.

Jeringuilla estéril con suero fisiológico.

Esparadrapo (se queda permanente).

Tijeras (se queda permanente).

Saco colector (se queda permanente).

Parabàn (si necesario).

Procedimiento de la eliminación intestinal en un paciente con atenciones paliativos

Enemas Emolientes. Cuando hay constipación grave, trastorno anal doloroso o irritación de la mucosa intestinal puede ser data un enema graso. El aceite actúa principalmente como un lubricante para facilitar la evacuación. Pueden ser usados varios aceites, tales como minerales, aceite, de semilla de algodón y otros. La cantidad utilizada es pequeña, generalmente 150 a 200 ml y generalmente el paciente ser pedido para retener el enema de cerca de 1 hr. Muchas veces, después de un enema de retención, enema graso es indicado un enema de limpieza.

Precauciones:

Administrar enema de limpieza antepasadamente, para mantener el colon libre de heces.

Retenerlo 10-20 M.

Aplicar lubricante en la región anal y perianal y en la parte interna de los muslos se va a realizar enema antihelminticos.

Los Enemas de retención deben programarse antes de las comidas, porque el estómago lleno puede estimular el peristaltismo.

Enema de retención con aceite no debe ser administrar antes enema de limpieza, sino que hacerlo 1 hora después el enema graso, recomienda que sea de jabón y agua para ayudar a expeler las heces fecales completamente ablandada.

En los enemas anti parasitarias, una vez administrado, debe proceder a continuación con enema de limpieza.

Si el esfínter no está funcional colocar sonda rectal con balón.

Pueden ocurrir complicaciones del enema que queda retenido.

Material:

Equipo General de enemas.

Añadió la medicación indicada, guantes y una jeringa para medir el medicamento, si necesario.

Procedimiento de administrar oxígeno en paciente tributario de atenciones paliativos.

Oxigeno por bigote nasal

Soporte de metal. Fijación de metal con un tenedor con dos ganchos receso (que permiten el billete de oxigeno), ligeramente cóncava para ser colocado en las narinas.

Tenedor de plástico. Adjunto plástico hueco con dos extensiones cortas, rectas, perfectamente acoplable a la nariz.

Objetivo: Aplicar oxigenoterapia con bigote cuando el paciente presenta dificultades para aceptar el catéter

Precauciones:

Observar el estado técnico del bigote (que no esté obstruido).

Fijar el bigote en la cabeza, con hilo o gasa, nunca para detrás, que provoca desaliento para el paciente acostado.

CAPÍTULO 5: LA COMUNICACIÓN

La comunicación es la transmisión de información de un sujeto a otro, es el acto de comunicar como un proceso mediante el cual se transmiten ideas en aras de informar, modificar comportamientos.

Existen elementos que influyen en este proceso como son los ruidos, el contexto, los filtros.

En el sanitario en la labor profesional incluye el establecimiento de relaciones interpersonales directas, que van más allá de la simple interacción entre dos individuos. La relación terapéutica que se crea entre enfermera y paciente se logra al establecer objetivos comunes, relaciones de colaboración e intercambio de ayuda mutua, desde una percepción holística.

Desde los inicios de la enfermería Florence Nightingale ya se pronunciaba la importancia y necesidad de la comunicación en las relaciones enfermera paciente, años después Peplau considerò a la comunicación como el método enfermero. Y de igual forma tanto Dorothea Orem como Virginia Henderson desarrollaban su teoría de alguna forma con la esfera psicosocial y proponían el desarrollo de las relaciones personales implicando la influencia comunicativa. El objetivo de la comunicación es la transmisión de un mensaje entre emisor y receptor y en que ambos compartan un significado. El personal sanitario debe saber escuchar para luego poder entender al enfermo, por lo que obtener una comunicación optima supone mejora la calidad de vida y satisfacción tanto de los pacientes como de sus familiares.

El lenguaje caracteriza al ser humano por lo que es imposible no comunicar. Son distintos los elementos que conforman el acto comunicativo como son:

Mensaje: Es aquello que el emisor pretende hacer llegar al receptor

Emisor: Es quien elige el mensaje que desea comunicar.

Receptor: Es quien descifra, descodifica el mensaje y ofrece una respuesta.

Canal: El medio por donde cual se recibe el mensaje donde se le da gran importancia a los órganos de los sentidos.

Transmisor: Es la forma que es transmitido el mensaje, puede ser escrito, oral, visual, auditivo.

Existen muchas formas de establecer comunicación, la verbal es la más frecuente es en la que la persona de forma consiente elige las palabras que depende de las características culturales y sociales, pero también es importante aquello que se transmite, no solo con palabras sino con gestos, expresiones y es donde la observación adquiere un papel destacado, el 80 % de la comunicación comprende movimientos corporales, gestos ya apariencia física. En nuestra profesión no es solo observar lo signos y síntomas sino también consiste en reconocer la respuesta a nuestras acciones.

 La actual cultura de los cuidados y la integración de la satisfacción del usuario en el sistema sanitario, repercute en nuestra responsabilidad como profesionales por mejorar la calidad. Esto implica un cambio verdadero en el significado de cuidar y la calidad asistencial.

5.1 Factores que distorsionan la comunicación

La interrupción del proceso comunicativo trae consigo el logro o no de los objetivos propuestos

Capacidad de comunicarte. El personal de enfermería debe tener un lenguaje claro, sencillo, tono bajo y suave.

Percepciones: Respetar las percepciones tanto personales como del individuo la familia y la comunidad.

Espacio personal: Realizar cada tarea en el lugar y momento apropiado sin improvisaciones que puedan afectar el proceso comunicativo.

La territorialidad: El profesional de la enfermería tiene que ubicarse en tiempo, espacio y tener tacto en el momento de realizar el proceso comunicativo ya que la territorialidad donde se ejecuta el proceso puede intervenir positivo y negativamente.

Funciones y relaciones: Si no se cumple cabalmente las funciones que a cada persona se le atribuye y si se fracturan por alguna causa las relaciones desde el primer impacto puede traer consigo daños irreversibles al proceso comunicativo.

El tiempo: Debe ser planificado, no excederse que llegue a convertirse el proceso comunicativo en un espacio agotador.

El entorno: Mantener un entorno equilibrado ayuda a la comprensión y desarrollo del proceso comunicativo.

Emociones y autoestima. El aspecto psicológico influye tanto positivo como negativamente en el proceso comunicativo, por lo que el personal de enfermería debe incorporar los conocimientos adquiridos en la psicología médica para evitar daños y perjuicios en los pacientes y que contribuyan a frustrar el proceso comunicativo y con ello la ruptura, perdida o desvío de los objetivos propuestos.

Influencia de la comunicación enfermero paciente en la rehabilitación

La comunicación cuando se cumplen los objetivos establecidos para la misma constituye un elemento importante en el apoyo terapéutico, por lo que el personal de enfermería requiere un entrenamiento en cuanto a habilidades comunicativas para que su actividad practica este estrechamente relacionada con acompañamiento emocional y posibilidades de afrontamiento, es importante señalar las actitudes de confianza como aspecto clave en la relación enfermero paciente, el clima solidario armónico, usar lenguaje asequible, tener en cuenta las necesidades de información de las familias dedicar el tiempo suficiente y utilizar un protocolo de atención consensuado por el equipo profesional hace que la comunicación sea eficaz y por ende aporta una herramienta para el mejoramiento en la calidad de la atención.

Comunicación con la familia

El personal de enfermería en su comunicación con la familia se centra en dotar a las familias de habilidades sociales necesarias para que establezcan una comunicación adecuada y eficaz, se debe adiestrar en los cuidados al paciente. Ante la notificación de una mala noticia la familia suele reaccionar con estupor y negación, se produce un gran impacto familiar y la enfermedad se convierte en el centro de la actividad de todos los miembros. Una comunicación abierta dele quipo de salud con la familia facilita el proceso por el cual se adaptan a los diferentes sucesos familiares y se les da la oportunidad de la participación familiar en los cuidados del paciente.

La comunicación del profesional de la enfermería ante la familia debe cumplir los siguientes aspectos:

Ofrecer información clara a las familias acerca de la enfermedad y donde acudir.

Dar seguridad de que el enfermo está recibiendo los cuidados que necesita en cada etapa.

Hacerles partícipes en los cuidados del paciente.

Ofrecer apoyo psicológico emocional y físico.

Acompañar en la etapa de agonía y en el duelo.

El profesional debe adoptar en todo momento una postura de ayuda.

Ha de cuidar el lenguaje verbal y no verbal

Evitar demostrar prisa en las conversaciones.

El mensaje verbal debe ser claro evitando la ambigüedad

La comunicación del profesional de la enfermería con el paciente.

Comunicar al paciente lo que eres, lo que haces y quienes son los miembros dele quipo de salud.

Reconocer al paciente por su nombre y saber cómo prefieren ser llamados.

Ser cercano con el paciente, dar confianza.

Hacer contacto visual.

5.2 Técnicas de comunicación en salud

La comunicación técnica es el proceso de la transmisión de información técnica a través de la escritura, el habla y otros medios de comunicación a un público especifico.

Charla: Consiste en una conferencia breve donde se exponen temas específicos.

Ventajas de la charla.

Es económica porque para su ejecución basta con la que lo expone.

Requiere de poco tiempo.

Legas a muchas personas al mismo tiempo.

De ella se pueden desprender reuniones posteriores.

Desventajas

No es idónea para cambiar hábitos y actitudes negativas, pues los sujetos que escuchan se mantienen pasivos, puramente receptivos.

De la charla no se debe abusar porque puede aparentar cansancio y la población perder interés, su uso es recomendable en la promoción y prevención de salud, juega importante papel en la emergencia de salud, es útil para un rumor que está limitando actitudes adecuadas hacia la salud poblacional.

Demostración

Es una técnica donde se combina la acción y la palabra. El que ejecuta la acción al mismo tiempo explica. Es eficiente por ser una vía audiovisual, se obtiene una visión dinámica y crea motivación.

El panel

Un grupo de personas expone un tema frente a un público que participa después con preguntas y respuestas.

Esta técnica es más apropiada para la prevención, recuperación y rehabilitación de salud.

Mesa Redonda

Se diferencia del panel en que el nivel alcanzado por la ciencia en el tema que se va a tratar no permite llegar a acuerdos.

Esta técnica se recomienda que debe utilizarse preferentemente en la prevención, recuperación y rehabilitación.

La entrevista.

Conversación planificada puede ser individual y grupal.

Tiene 3 objetivos fundamentales

Recoger información.

Ofrecer información.

Modificar actitudes negativas que prediquen la salud.

Dinámica de grupo

Es un proceso dinámico donde se analizan colectivamente los temas, tareas y se discuten opiniones, sugerencias, esta discusión hace que cada miembro tome conciencia de su propia limitación estereotipos y perjuicios.

CAPÍTULO 6: PROMOCIÓN Y PREVENCIÓN DE SALUD EN LA COMUNIDAD

El fenómeno de proporcionar cuidados es tan antiguo como el inicio de la vida. Los cuidados son innatos en el ser humano; el hombre como todas las especies viva, ha tenido siempre la necesidad de cuidar, para mantener la continuidad de la vida y por supuesto hacerlo de una forma consiente y orientada al bienestar humano.

Uniendo conocimiento y cuidado, pero no podemos prescindir de ninguno de los dos. Los gobiernos gastan la mayor parte del presupuesto de salud en la curación y en la rehabilitación de las personas, desconociendo el valor de la educación para la salud, que marca la pauta en el mantenimiento de la misma y en los conocimientos de acciones saludables para mantenerla. Por lo que en la formación del profesional de la salud deben instruirse en la transmisión de conocimientos en las comunidades y durante su proceso de formación ofrecerles las herramientas necesarias para poder lograr elevar la calidad de vida de los habitantes en las comunidades y trabajar sobre la base de la prevención en temas de salud. Por lo que se necesita la preparación de los ciudadanos aquel país en el que los ciudadanos ejecutan labores con calidad de excelencia, es una nación preparada. Una sociedad está preparada cuando todos o la mayoría de sus ciudadanos lo están; un individuo está preparado cuando puede enfrentarse a los problemas que se le presentan en su puesto de trabajo y los resuelve. De este modo, el concepto de preparación expresa el problema, punto de partida de la ciencia pedagógica y categoría de la misma.

Enfermería es considerado el arte de cuidar, profesión dotada de un cuerpo de conocimientos que hace que estos cuidados que se ofrezcan por parte de los profesionales de esta carrera sean cuidados inteligentes. Por lo que, debe aprenderse a educar para que ese cuidad o cumpla el objetivo esperado. Para ello, el profesional de enfermería debe tener una formación integral multidisciplinaria, formarse con bases pedagógicas y didácticas, nociones de la filosofía, la sociología, la psicología, la antropología, la ética, la bioética, las ciencias básicas de fundamentación y los contenidos propios de la disciplina de enfermería si podrán desarrollar la competencia educativa con un enfoque integral, de resolución de situaciones y de problemas que harán la efectividad de la acción. Para ello se requiere de un esfuerzo reflexivo-comprensivo y la elaboración de modelos teóricos- aplicados que posibiliten la mejor interpretación de la tarea. La educación en el proceso de formación de la persona, debe adecuarse a estas características esenciales. Toda persona tiene derecho a alcanzar su máximo desarrollo o autorrealización. La perspectiva psicológica analiza las diferencias entre los individuos, tanto cuantitativas como cualitativas, en las diversas dimensiones de la persona: herencia, capacidades específicas, actitudes, intereses y valores, comportamiento individual y social. La perspectiva pedagógica de la individualización implica asumir las exigencias derivadas de las instancias filosófica y psicológica y elaborar propuestas de intervención, acordes con aquellas. Este principio se llama enseñanza individualizada y es el conjunto de métodos y técnicas que permiten actuar simultáneamente sobre varias personas adecuando la labor al desenvolvimiento de sus aptitudes y desarrollo.

Florence Nightingale inició la investigación en enfermería y fue la primera en escribir sobre la disciplina. Desde esa época, enfermería tiene como fin proporcionar cuidado y educar a la persona para que conserve su salud en las mejores condicio nes posibles.

6.1 Campos de actuación de enfermería en la educación para la salud

Los campos de actuación de la enfermería inciden en todos los procesos de Salud, proporcionando en cada uno de ellos educación para la salud, siendo esta una situación a atender en el proceso de formación profesional de la enfermera.

La educación para la salud, es una de las actividades que ejecuta el profesional de enfermería, actividad que aprende durante la carrera. Y que se hace, indispensable en el acto de cuidar la salud y la vida de las personas. Con el inicio del mundo o cristiano se dio auge al enfoque humanitario de los cuidados. En la contra reforma, continúa este referente, aparecen órdenes religiosas como las Hijas de la Caridad, de cuyo trabajo cuidando a personas enfermas, quedaron dos principios vigentes hoy día en enfermeras de Atención Primaria:

De forma general, históricamente la actividad de enfermería surge como algo primitivo pero inherente a la calidad humana de las mujeres que la ejercieron y al hacerlo, se comenzó a ejercer relación de interdependencia con la persona sujeto del cuidado, en donde como se vislumbra, comenzó la transferencia de conocimiento para la conservación de la salud, iniciándose de esta forma, los procesos educativos del cuidador hacia la persona que recibía el cuidado. Posteriormente, se sentó la base de la enfermería profesional, cuando Florence Nightingale, en sus Notas de Enfermería (1998) intentó de finir la aportación específica de la enfermería al cuidado de la salud. En el desarrollo teórico de la enfermería se consideran conceptos y proposiciones que plantean las relaciones entre ellos a los que se ha denominado meta paradigmas. Los conceptos meta paradigmáticos que configuran el marco conceptual de la enfermería y que están presentes en todos los modelos de enfermería, como son los modelos de Orem, Henderson, Roy, Rogers, Johnson, King y Levine, son: La persona, la salud, el medio ambiente y el cuidado de enfermería.

CAPÍTULO 7: SÍNTESIS DE TEORÍAS Y MODELOS DE ENFERMERÍA APLICADAS EN LA ATENCIÓN COMUNITARIA

La enfermería también es una profesión de titulación universitaria que se dedica al cuidado integral del individuo, la familia y la comunidad en todas las etapas del ciclo vital y en sus procesos de desarrollo. En España y Colombia existe otro oficio dentro de la Enfermería cuyas funciones complementan la labor de los enfermeros: el titulado técnico en cuidados auxiliares de enfermería, más conocido como auxiliar de enfermería.

Los modelos y teorías de la Enfermería pretenden describir, establecer y examinar los fenómenos que conforman la práctica de la Enfermería General.

Se asume por la disciplina que para poder determinar que existe una teoría enfermera ésta debe contener los elementos del Meta paradigma de enfermería.

Cada disciplina hace suyos los términos relacionados con la teoría y su desarrollo con el fin de dotarla de un cuerpo de conocimientos que le permitan orientar el ejercicio de la disciplina.

7.1 Tipos de modelos

Cada autor agrupa los modelos de acuerdo a su propio criterio. Suele basarse en el rol que la enfermería desempeña a la hora de prestar cuidados. Así, podemos dividirlos en:

• Modelos naturalistas.

• Modelos de suplencia o ayuda.

• Modelos de interrelación.

Modelos naturalistas

Su principal representante es Florence Nightingale. En 1859 trata de definir la naturaleza de los cuidados de enfermería en su libro Notas sobre enfermería (Notes on nursing);

«Se tiene la tendencia a creer que la medicina cura. Nada es menos cierto, la medicina es la cirugía de las funciones como la verdadera cirugía es la cirugía de los órganos, ni una ni la otra curan, sólo la naturaleza puede curar.

- Lo que hacen los cuidados de enfermería en los dos casos es poner al enfermo en sus plenas condiciones de salud.

7.2 Teoría de Florence Nightingale

Había comprendido la necesidad de tener un esquema de referencia, un cuadro conceptual. Desde este primer intento de conceptualización, hasta que de nuevo formalmente se hace esta pregunta, transcurre casi un siglo. Es el más sencillo de todos los modelos, donde planteaba que el conocimiento de enfermería difería mucho del conocimiento de las ciencias médicas y dejo clara la función de la enfermera, puntualizando que uno de los resultados de la enfermería es conservar la energía vital del paciente, planteó que la limpieza, ventilación y alimentos eran elementos indispensables para la recuperación del enfermo y definió un concepto de salud en un estado de bienestar que se traduce en aprovechar las energías de las personas. Hace diferenciación entre el hombre sano y enfermo cuando plantea las medidas de control del entorno para preservar la salud.

Modelos de suplencia o ayuda

El rol de enfermería consiste en suplir o ayudar a realizar las acciones que la persona no puede llevar a cabo en un momento de su vida, acciones que preservan la vida, fomentando ambas el autocuidado por parte de la persona.

Las dos representantes más importantes de esta tendencia son Virginia Henderson y Dorothea Orem.

Modelos de interrelación

En estos modelos el rol de la enfermera consiste en fomentar la adaptación de la persona en un entorno cambiante, fomentando la relación bien sea interpersonal (enfermera- paciente) o las relaciones del paciente con su ambiente.

Los modelos más representativos son los de Hildegarde Peplau-, Callista Roy, Martha E. Rogers y Myra Levine.

7.3 Modelo de Virginia Henderson

Bases teóricas

• Es un modelo de suplencia o ayuda.

• Parte del concepto de las necesidades humanas de Maslow.

El ser humano es un ser biopsicosocial con necesidades que trata de cubrir de forma independiente según sus hábitos, cultura, etc. El ser humano cuenta con 14 necesidades básicas:

Respirar, comer y beber, evacuar, moverse y mantener la postura, dormir y descansar, vestirse y desnudarse, mantener la temperatura corporal, mantenerse limpio, evitar los peligros, comunicarse, ofrecer culto, trabajar, jugar y aprender.

La salud es la habilidad que tiene la persona para llevar a cabo todas aquellas actividades que le permitan mantener satisfechas las necesidades básicas.

También el ser humano deberá ser visto desde una perspectiva biopsicosocial, espiritual y holística, diferente en sus sentimientos y emociones. La sobrecarga de trabajo en las unidades hospitalarias hace cada vez más difícil este cuidado como tal. Recordemos que quienes ofrecemos nuestros servicios enfermería no emitimos juicios de valor, empatizamos. y acompañamos hasta el último aliento.

Metodología de los cuidados

Consiste en un plan de cuidados: proceso de resolución de problemas. El ser humano deberá ser visto desde una perspectiva biopsicosocial, espiritual y holística, diferente en sus sentimientos y emociones. La sobrecarga de trabajo en las unidades hospitalarias hace cada vez más difícil este cuidado como tal. Recordemos que quienes ofrecemos nuestros servicios enfermería no emitimos juicios de valor, y acompañamos hasta el último aliento.

7.4 Modelo de Dorothea Orem

Bases teóricas

• Es un modelo de suplencia o ayuda.

• Teoría de las necesidades humanas de Maslow.

• Teoría general de sistemas.

Presunciones y valores

Para Dorothea Orem el ser humano es un organismo biológico, psicológico, y en interacción con su medio, al que está sometido. Tiene la capacidad de crear, comunicar y realizar actividades beneficiosas para sí y para los demás.

La salud es un estado que significa integridad estructural y funcional que se consigue por medio de acciones universales llamadas autocuidados Conceptualizo la función propia de la enfermera en atender a la persona sana y enferma en sus actividades para contribuir a su salud o recuperación. Declaro que la actuación de enfermería depende del médico y que los seres humanos tienen necesidades básicas que deben satisfacer y normalmente son cubiertas por el individuo sano.

El autocuidado es una necesidad humana que constituye toda acción que el ser humano realiza a través de sus valores, creencias, etc. con el fin de mantener la vida, la salud y el bienestar. Son acciones deliberadas que requieren de aprendizaje. Cuando la persona no puede por sí misma llevar a cabo estas acciones bien por limitación o por incapacidad se produce una situación de dependencia de los autocuidados.

Hay tres tipos de autocuidados:

Los derivados de las necesidades fundamentales que tiene cada individuo: comer, beber, respirar, ...

Los derivados de las necesidades específicas que se plantea en determinados momentos del desarrollo vi tal: niñez, adolescencia, adultez y ancianidad.

7.5 Modelo de Peplau

Modelo establecido por la enfermera Hildegard Peplau

Bases teóricas

• Modelo de interrelación.

• Teoría psicoanalítica.

• Teoría de las necesidades humanas

• Concepto de motivación.

• Concepto de desarrollo personal.

• Fase de orientación. El paciente intenta clarificar sus dificultades y la amplitud de las necesidades de ayuda. La enfermera valora la situación de la persona.

• Fase de identificación. El paciente clarifica su situación, identifica la necesidad de ayuda y responde a las personas que le ofrecen ayuda. La enfermera hace el diagnóstico de la situación y formula el plan de cuidados.

• Fase de aprovechamiento. El paciente hace uso de los servicios de enfermería y obtiene el máximo provecho de ellos. La enfermera aplica el plan de cuida- dos, con lo que la ayuda a la persona y a sí misma a crecer hacia la madurez.

• Fase de resolución. El paciente reasume su independencia. La enfermera evalúa el crecimiento que se ha producido entre ambos.

Funciones de enfermería: En el modelo de Hildegarde Peplau consisten en ayudar al ser humano a madurar personalmente facilitándole una vida creativa, constructiva y productiva.

7.6 Modelo de Callista Roy

Metodología de los cuidados

Proceso de atención de enfermería. Modelo de Callista Roy

Teoría de la adaptación

Presunciones y valores: El ser humano es un ser biopsicosocial- en interacción constante con el entorno. Esta inter- acción se lleva a cabo por medio de la adaptación que, para Roy, consiste en la adaptación de las 4 esferas de la vida:

• Área fisiológica. Circulación, temperatura, oxígeno, líquidos, sueño, actividad, alimentación y eliminación.

• Área de autoimagen. La imagen que uno tiene de sí mismo.

• Área de dominio del rol. Los diferentes papeles que un ser humano cumple a lo largo de su vida.

• Área de independencia. Interacciones positivas con su entorno, en este caso, las personas con las que intercambia influencias que le procuran un equilibrio de su autoimagen y dominio de roles.

El ser humano, a su vez, se halla en un determinado punto de lo que denomina el «continuum» (o trayectoria) salud- enfermedad. Este punto puede estar más cercano a la salud o a la enfermedad en virtud de la capacidad de cada individuo para responder a los estímulos que recibe de su entorno. Si responde positivamente, adaptándose, se acercará al estado de salud, en caso contrario, enfermará.

La salud es un estado y un proceso de ser y llega a ser integrado y global. Esta se puede ver modificada por los estímulos del medio, que para Callista son:

• Estímulos focales. Cambios precipitados a los que se ha de hacer frente. Por ejemplo, un proceso gripal.

• Estímulos contextuales. Todos aquellos que están presentes en el proceso. Por ejemplo, temperatura ambiente.

• Estímulos residuales. Son los valores y creencias procedentes de experiencias pasadas, que pueden tener influencia en la situación presente. Por ejemplo, abrigo, tratamientos caseros.

7.7 Modelo de Martha Rogers

Bases teóricas

• Modelo de interrelación.

• Teoría general de sistemas

• Teoría evolucionista.

Presunciones y valores: El ser humano es un todo unificado en constante relación con su entorno, con el que intercambia materia y energía; y que se diferencia del resto de los seres vivos por su capacidad de cambiar este entorno y de hacer elecciones que le permitan desarrollarse como persona.

Para Rogers, el ser humano es un campo energético en interacción con otro campo energético: el entorno. Esto se evidencia en los principios de la termodinámica, sobre los que se fundamenta su marco teórico. El flujo constante de ondas entre las personas y el entorno son las bases de las actividades de enfermería. La vida es un flujo de experiencias. Estar vivo es hacerse irreversiblemente más complejo, diverso y diferenciado —nada vuelve a ser lo que ha sido—. La capacidad de hacer, describe la forma en que los seres interactúan con su entorno para actualizar sus potenciales que le permiten desarrollarse y participar, por lo tanto, en la creación de la realidad humana y ambiental.

La salud es el mantenimiento armónico constante del ser humano con su entorno. Si la armonía se rompe desaparecen la salud y el bienestar.

Funciones de enfermería. En este modelo consiste en que el individuo alcance su máximo potencial de salud.

CAPÍTULO 8: ACCIDENTES EN EL HOGAR

La palabra Accidente tiene origen latín, accidente, que significa casualidad. La OMS considera que el accidente es un acontecimiento fortuito generalmente desagraciado o dañino, independiente de la voluntad humana, provocado por una fuerza exterior que actúa rápidamente y que se manifiesta por la aparición de lesiones orgánicas o trastornos mentales. Constituyen la quinta causa de muerte en el mundo.

Los accidentes domésticos son aquellos que ocurren en la vivienda propiamente dicha, patios, jardines, garajes, acceso los pisos, vestíbulos de las escaleras. Todos los lugares pertenecientes al domicilio. Es en el hogar, donde la familia suele pasar la mayor parte del tiempo a lo largo de su vida, y es allí donde existen posibilidades de que surja algún accidente doméstico de cualquier tipo. Aunque todos los miembros de la familia tienen las mismas posibilidades de sufrir un accidente, son los niños y los ancianos los que sufren con mayor frecuencia. La edad y su situación en la vida les convierte por su ignorancia, despreocupación, debilidad y características mentales, en lo más indefensos y vulnerables.

8.1 Accidentes más comunes

La estadística de las victimas por accidentes aumentan cada año, comportándose los mismos como las primeras causas de muerte a nivel mundial, siendo muchos de ellos evitables y prevenibles. En las revisiones realizadas las principales causas de accidentes en diferentes edades son:

Caídas

Heridas

 Quemaduras

Ingestión de sustancias toxicas

Atragantamiento

Electrocución

8.2 Causas generales

Realizando un análisis causal de la aparición de los accidentes se constatan elementos generales que hacen posible la aparición u ocurrencia de los accidentes tales como:

Escasa iluminación

Pisos mojados, húmedos resbaladizos

Escalones muy altos o estrechos

Al bajar corriendo las escaleras

Subirse en sillas u otros objetos

Camas altas

Envenenamiento con líquidos y polvos

Cables eléctricos

Alfombras

Inadecuada manipulación de electrodomésticos

Fuego por velas

Emergencia por gases.

Bañeras cóncavas

Recipientes con agua donde puede sumergirse un niño pequeño.

Plantas con frutos pequeños que puedan ingerir o introducir e orificios.

Pozos mal tapados

Causas más frecuentes en niños

Cuna

Cama

Cuarto de baño

Comedor

Calle

Campo

Causas más frecuentes en adultos mayores

Caídas

Heridas

Fracturas

El riesgo dela adulto mayor esta sobreañadido ya que la utilización de psicofármacos u otros depresores del SNC y afecciones osteomioarticulares, déficit visual y trastornos del equilibrio conllevaron a la precipitación de los accidentes, además los problemas estructurales de la vivienda y la presencia de objetos en el piso. La mayoría de los adultos mayores tienen escasos conocimientos sobre las causas de los accidentes y mucho menos la conducta a seguir ante un hecho.

Es importante hacer mención los peligros que ejerce la tecnología y que puede provocar daños físicos y emocionales en algunas etapas de la vida sumergiéndolas em enfermedades como la depresión, ansiedad y baja autoestima por no permitir desarrollar las habilidades necesarias para demostrar las cualidades y herramientas con las que cada uno cuenta.

También contamos con peligros biológicos de origen alimentario como bacterias, virus y parásitos. Estos organismos están frecuentemente asociados a manipuladores y productos crudos contaminados y que de forma accidental es introducido en el ser humano.

8.3 Actividades para prevenir los accidentes en el hogar

El enfermero en su intervención comunitaria siendo conocidas las principales causas de aparición de los accidentes, realizará un plan de acción donde involucre actividades de fácil comprensión por los habitantes de la comunidad a su cargo y que ayuden a elevar la percepción del riesgo en las viviendas y alrededores y contribuya a la reducción de los accidentes. Podemos mencionar algunas:

- Mantener fuera del alcance de los nos objetos y juguetes pequeño que pueda introducir en la boca o nariz y provocar ahogamiento.

-Cortar en pequeños trozos la comida y estar supervisado este proceso por adultos.

-No desatender al bebe cuando se está lactando

-Evitar el juego del niño con bolsas plásticas.

-En el interior de la casa

-Ensayar un plan de evacuación en caso de incendio.

-Colocar cerraduras en gabinetes, para prevenir que los niños tengan acceso a sustancias nocivas

-Mantener cables eléctricos fuera del alcance de los niños

-Colocar placas sobre los tomacorrientes para evitar electrocutarse.

-Mantener los químicos peligrosos fuera del alcance de los niños y de fuentes de calor

-No usar embaces de refrescos para guardar sustancias toxicas

-Preparar gabinete para los medicamentos fuera del alcance de los niños

-Colocar accesorios en puertas que impidan su cierre repentino.

-No tener escaleras sin pasamano.

-Utilizar alfombras en baño para evitar resbalar

-En caso de adulto mayor tener cercan a la cama una lámpara para encender al levantarse.

-El uso del bastón en el anciano.

-Mantener los objetos como cuchillos, agujas tijeras etc., en lugares seguros.

-Si hay que hacer esfuerzo físico debe realizarse con rodillas flexionadas la espalda recta y los pies ligeramente separados para evita desgarros o contracturas musculares.

-Evita que el lugar de juego de los niños sea en la cocina

-Mantén la plancha fuera del alcance de los niños

-Coloca puertas de seguridad en la parte alta y baja de las escaleras

-Ten identificado en tu vivienda los puntos de riesgo que puedan provocar un accidente a fin de reducirlos.

8.4 Actuación del profesional de la salud comunitario en la prevención de accidentes

La enfermería como profesión abarca el cuidado de una sociedad y la relación de ella con su entorno en donde se tiene en cuenta las condiciones que la rodean para la formulación de estrategias de acuerdo a las necesidades identificadas.

El entorno clínico comunitario, administrativo se ha convertido en un circulo virtuoso donde el enfermero ha ejercido su conocimiento logrando destacar el cuidado personal como un factor diferencial en la ejecución de actividades diarias.

Fortalecer las prácticas de enfermería comunitaria en fin de reducir la aparición de los accidentes constituyen objetivos de índole social y los retos que se platean en la enfermería comunitaria es fundamental para el cuidado enfermero .El enfermero comunitario debe promover programas para la prevención de accidentes en el hogar permitiendo con su trabajo incrementar los niveles de conocimiento de los cuidadores y promover acciones encaminadas a obtener un medio ambiente más seguro, valorar la repercusión y disminución de peligros potenciales de accidentes en las familias y de esta forma elevar la calidad de vida de las personas a su cargo en la comunidad. Teniendo en cuenta que la principal medicina es la prevención deben estar fortalecidas las acciones de promoción de salud en la atención primaria de salud, el enfermero con encargo comunitario debe realizar un trabajo multidisciplinario e intersectorial en aras de garantizar un entorno saludable sin riesgos de accidentes y con ellos lograr una comunidad saludable. Las responsabilidades del profesional de la enfermería están inmersas en las actividades administrativas asistenciales pedagógicas en donde se implementan varias herramientas que ayudan a proporcionar la acción propuesta en cada caso.

Desde una perspectiva amplia, la profesión de enfermería aplicada en un entorno comunitario se encuentra respaldada por la OMS a través de la estrategia creada para la conservación de entornos saludables donde se fundamenta las bases teóricas, axiológicas y morales de la profesión que la convierten en un eslabón fundamental de la cadena global de interacciones a comunidades que fortalece el funcionamiento de los sistemas de salud. El profesional de enfermería dentro del ámbito de seguridad y salud aplica conocimientos, herramientas dentro de la comunidad con el fin de promover, mantener y mejorar la salud de la población, el liderazgo en esta disciplina permite dirigir y coordinar los diferentes procesos o planes de salud en cualquier entorno como por ejemplo comunitario.

Herramientas del personal de enfermería

Instrumentales: El uso del Proceso de atención de Enfermería, herramienta perfecta para la planificación de los cuidados que impactan en la salud del individuo, la familia y la comunidad.

Personales: En la gestión que implementa el profesional de enfermería: la escucha, activa es una herramienta para atender y entender al sujeto de cuidado estableciendo una relación de confianza que conduzca a crear hábitos de cuidado y prevención de riesgos.

Sistemáticas: El liderazgo innato de la enfermera proporciona características de adaptación a diferentes entornos para lograr el diseño de programas en pro de una mejora en el ambiente comunitario fomentando el vínculo familiar guiando a las familias en la adopción de buenas prácticas.

Especifica: Relacionando las teorías y habilidades de la enfermera se generan planes de cuidado estructurado, por medio de una metodología bajo los conceptos de la profesión los cuales son únicos e indispensables para lograr los objetivos propuestos.

Estas herramientas de enfermería permiten alcanzar las metas de cuidado donde algunas teóricas de Enfermería como Orem, Watson, y Lenninger son usadas en el proceso de gestión y que atraves de la puesta en marcha del Meta paradigma: persona, entorno, salud y enfermería, se involucran el proceso de atención de enfermería logrando satisfacer las necesidades de cuidado de las personas, familias y comunidades.

La enfermera debe potenciar y visualizar su rol gerencial dentro de las comunidades de esta manera podrá tener mayor relevancia dentro de los diferentes grupos sociales y facilita además tener un mejor manejo en el afrontamiento de las tareas, crisis y situaciones que se presenten en el ámbito comunitario.

El nexo del liderazgo de enfermería debe ser en red así se logrará demostrar que los profesionales están en constante interacción. El trabajo comunitario está enfocado la promoción de la salud logrando realizar trabajos en equipo, los roles innatos las relaciones interpersonales, el sujeto del cuidado con la interacción en la comunidad y las familias, logrando la generación de conocimientos por medio de la educación para la salud y la prevención de riesgos los cuales se impactan por las herramientas ya mencionadas.

BIBLIOGRAFÍA

Atención al anciano. Grupo de trabajo del anciano de la semFYC, Ediciones Eurobook, SL. Madrid 1997:11-47.

C. De Alba Romero, J. M. Baena Díez, M. C. de Hoyos Alonso, A. Gorroñogoitia Iturbe, C. Litargo Gil, L. Martín.

Muñoz, A ECS De la promoción de la salud a los ambientes de trabajo saludables, Salud de los Trabajadores 18(2) 141-152 [Online]; 2010 [cited 2019, http://wwwscieloorgve/scielophp?script=sci_ar

Torres C, Percepción de la calidad del cuidado de enfermería en pacientes oncológicos hospitalizados Revista cuidarte 2(2) 138-148 [Online]; 2011, https://wwwrevistacuidarteorg/indexphp/cuidarte/article/view/49/688.

Delgado A, El acto de cuidado de enfermería como fundamentación del quehacer profesional e investigativo avances en enfermería 33(3) 412-419 [Online]; 2015, https://searchproquestcom/docview/1819126028?accountid=47900

Muñoz, A ECS De la promoción de la salud a los ambientes de trabajo saludables, Salud de los Trabajadores 18(2) 141-152 [Online]; 2010 [cited 2019, http://wwwscieloorgve/scielophp?script=sci_ar

Torres C, Percepción de la calidad del cuidado de enfermería en pacientes oncológicos hospitalizados Revista cuidarte 2(2) 138-148 [Online]; 2011. https://wwwrevistacuidarteorg/indexphp/cuidarte/article/view/49/688

Vega F Ramírez, El rol de las campañas de comunicación en la promoción de la salud y la prevención de lesiones en salud laboral1(2)137-154 Recuperado 12 julio2018[Online];2010.http://wwwaecses/12comunicacion%20salud_%20laboral_pdf http:// wwwaecses /1_2_comunicacion%20salud%_20laboralpdf.

Següel Palma F,EL Trabajo del profesional de enfermería: revisión de la literatura Ciencia y enfermería 21(2) 11-20 [Online]; 2015, https:// scieloconicytcl/ scielophp?pid=S0717-95532015000200002&script=sci_arttext.

Tokur M, Using the Omaha System in Occupational Health Nursing Applications: Advantages of a Common Language in the Diagnosis Intervention and Evaluation of

Nurses Health Problems Revista Elsevier Volume 152 (7) 488-494[Online];2014. https://wwwsciencedirectcom/science/article/pii/S1877042814053051

Albornoz Mancera, D.M. (2009). La importancia de la transcultural dad en el conocimiento enfermero. Rev Paraninfo Digital, 3 (7), Disponible en: </para/n7/100d. php>. Consultado el 24 de enero de 2014.

Artigas Lelong, B., Vennasar Veny, M. (2009). La salud en el siglo XXI: el reto de los cuidados multiculturales.

González Juárez, L., Noreña Peña, A.L. (2011). Comunicación intercultural como medio para favorecer el cuidado culturalmente aceptable. Rev ENEO-UNAM, 8(1), 55-60.

Benavides M. Accidentes evitables: Lesiones de los niños y sus relaciones con los entornos sociales y familiares. Espacio Para La Infancia 2012; 18:29-31.

Bustos E, Cabrales G, Cerón M, Naranjo Y. Epidemiology of accidental injuries in children: Review of international and national statistics. Bol Med Hosp Infant Mex 2014; 71(2):68-75.

Gorrita RR, Barrientos G, Gorrita Y. Factores de riesgo, funcionamiento familiar y lesiones no intencionales en menores de cinco años. Revista de Ciencias Médicas de la Habana 2016; 22(1):42-57.

Martínez M, Gutiérrez H, Alonso M, Hernández L. Conocimientos de un grupo de madres sobre la prevención de accidentes en el hogar. Re- vista de Ciencias Médicas de la Habana 2015; 21(2):335-345.

Cedrés A, Morosini F, Margni C, López A, Alegretti M, Dall'Orso P, et al. Animal bites in children. What is the current situation in the Pediatric? Emergency Department at Pereira Rossell Hospital? Arch Pediatr Urug 2018; 89(1):15-20. DOI: http://dx.doi.org/10.31134/ ap.89.1.3.

Garzón N. Las lesiones no intencionales un problema de salud pública. Bogotá D.C: Instituto Nacional de Medicina Legal; 2015.

Torres M. Fonseca C, Díaz Martínez M, del Campo O, Roché R. Accidentes en la infancia: Una problemática actual en pediatría. MEDISAN 2010.

Cardero E, Mojena G, Porto Y, del Río L, Calas G. Caracterización clinicoterapéutica de niños y adolescentes con cuerpos extraños Aero digestivos. MEDISAN 2018; 22(4):384-393.

Olmedo M.C.; Sistemática para la protocolización de los cuidados de enfermería. Revista de Calidad Asistencial (en línea). 2010. (02 de mayo de 2012); No.25.

Colliére MF. Promover la vida. México: Mc Graw-Hill In- teramericana; 1993.

Secretaría de Salud. Comisión Interinstitucional de Enfermería. Evaluación de la calidad de los servicios de enfermería, 2002.

Peña K, Rodríguez J. La enfermería ante el enfoque del caos y la complejidad. Cultura de cuidados. 2003; 14:79-82.

Colectivo de autores, Enfermería Familiar y Social, Capítulos 18. Editorial Ciencias Médicas de la Habana, Cuba 2004.

Álvarez Sintes, Temas de Medicina General Integral, Volumen II, capítulo 15. Editorial Ciencias Médicas de la Habana, Cuba 2001.

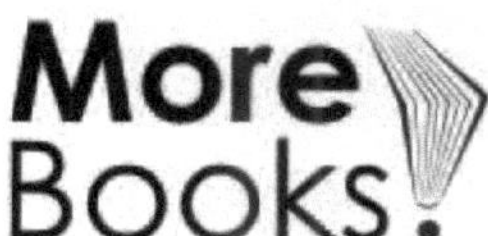

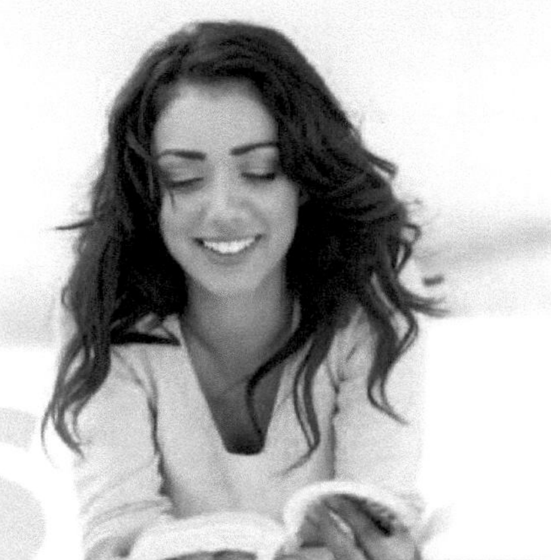

yes
I want morebooks!

Buy your books fast and straightforward online - at one of world's fastest growing online book stores! Environmentally sound due to Print-on-Demand technologies.

Buy your books online at
www.morebooks.shop

¡Compre sus libros rápido y directo en internet, en una de las librerías en línea con mayor crecimiento en el mundo! Producción que protege el medio ambiente a través de las tecnologías de impresión bajo demanda.

Compre sus libros online en
www.morebooks.shop

KS OmniScriptum Publishing
Brivibas gatve 197
LV-1039 Riga, Latvia
Telefax: +371 686 204 55

info@omniscriptum.com
www.omniscriptum.com

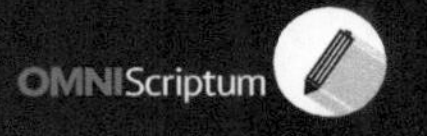

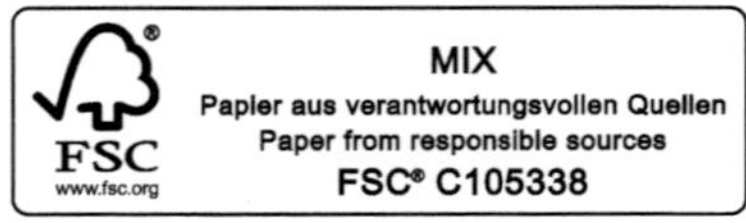

Printed by Books on Demand GmbH, Norderstedt / Germany